I0696917

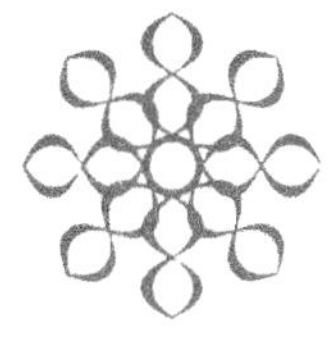

Ayurveda

Secretos de la medicina milenaria
para una nueva vida

Laura Fernández del Castillo

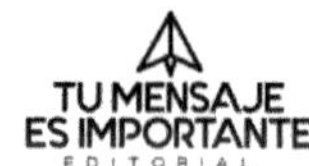

Tu Mensaje es Importante Editorial
© Ayurveda, secretos de la medicina milenaria para una nueva vida.
© Laura Fernández del Castillo
© Primera edición Septiembre de 2023 Puebla, Puebla, México

ISBN: 9798859829828

Hecho en México / Made in México

Laura Fernández del Castillo

ACERCA DEL AUTORA

Laura Fernandez del Castillo inició sus estudios de medicina holistica para curar a sus pequeños hijos de una forma natural y que bajaran el consumo de medicamentos como el antibiótico. Se adentró tanto en este fascinante mundo que en uno de sus viajes a la India descubrió la medicina *Ayurveda*.

Al regresar a Mexico continuó con sus estudios de acupuntura y al cabo de varios años tuvo la fortuna de estudiar la carrera de *Ayurveda* y hacer algunas prácticas en un hospital del sur de la India.

Desde hace 10 años da consultas y tratamientos alternativos para las personas con algún desequilibrio tanto físico como emocional.

Es madre de cuatro hijos y una profesional con la misión de contribuir a mejorar el bienestar de las personas a través de la comprensión y más eficiente cuidado de la salud.

DEDICATORIA

Laura Fernández del Castillo

Primero que nada le dedico este libro a Dios, a mis papás por haberme dado la vida y por su amor incondicional de siempre estar a mi lado ayudándome y apoyándome en todo momento.

También se lo dedico a mis 4 angelitos (mis hijos), ya que cada uno a su forma han sido grandes maestros en mi vida.

Mariana al ser *Pitta* me a enseñado que en la vida se necesita una estructura para llegar a obtener los logros que quiero alcanzar en la vida.

Mónica al ser *Tridosha* con inclinacion a *Vata/Pitta* su alegria, creatividad y entusiasmo me ha ayudado a recordar siempre lo increíble que es la vida.

Santiago al ser *Vata* casi al 100% por permitirme abrir mi conciencia y ver un mundo no tan lineal como el que yo veía antes.

Andrea por su energia *Kapha* llena de aventuras y amor constante desde el dia que nació.

AGRADECIMIENTO

Agradezco a la escuela Tian de México, a Mago y Rosa mis maestras de acupuntura por enseñarme que la vida fluye con una energía muy distinta a la impuesta.

Al Doctor Ashok Single por invitarme a su casa en la India y haber conversado sobre este fascinante tema que años después logré profundizar.

Al Doctor Marcus Olivera que durante la pandemia me enseñó bases y fundamentos mientras estudié la carrera de *Ayurveda* en Cuernavaca, Morelos, México. Gracias a estos estudios pude después hacer mis prácticas en la India.

Al Doctor Rajivan por abrirme las puertas de su hospital *"Ayurjeevan Ayruveda"* donde desarrollé mis prácticas y aprendrí mucho más durante un mes de estancia ahí que lo que podría haber aprendido en otro lugar.

Le agradezco infinitamente a la Doctora Athira Rajeesh por su amor, confianza, y dedicación tomando 500 horas de su tiempo, dedicando 3 horas diarias durante más de 1 año para compartirme todo su conocimiento en la misma forma como ella lo aprendió en la universidad de la India.

Por último agradezco el amor infinito de todos y cada uno de mis amigos por estar ahí siempre.

INTRODUCCIÓN

No sabemos lo que no sabemos.

En ese apartado cabe sin duda lo relacionado con el cuidado de nuestro cuerpo y nuestra salud.

Vivimos a un ritmo demandante.

Nunca se tiene tiempo para alimentarse, descansar y ejercitarse como es debido y esto sin duda es un importante factor a considerar para el incremento de las enfermedades crónico - degenerativas que nos aquejan hoy en día.

Necesitamos estar sanos.

Que así sea es una estrategia en sí misma. La única que hará posible podamos sacar provecho de los recursos físicos e intelectuales que como personas disponemos.

Para que esto sea posible necesitamos conocernos.

Porque conocernos mejor es entender nuestra realidad, así como lo que necesitamos hacer para adaptarnos a ella y estar en condiciones de cumplir con las exigencias del día a día que cada persona enfrenta en su vida personal y profesional.

Este es un libro que te ayudará a conocerte mejor.

A que todos podamos hacerlo sin tener que dejar descuidar nuestras actividades laborales ni personales.

Porque cuidar de nuestra salud es clave para mantenernos competitivos, listos y flexibles para adaptarnos a lo que surja.

La intención de la autora más que convertirte en experta o experto en Ayurveda es que aprendas a conocerte mejor y que de esta forma puedas sacarle provecho a lo que esta disciplina puede hacer por ti para tener una mejor calidad de vida.

Con más energía, enfoque, descanso, salud y productividad.

Esto es lo que encontrarás en este libro explicado en forma sencilla y específica.

Porque sólo tienes una vida.

Esto quiere decir que si no pones atención ahora a lo que podría afectarte o quizá ya te esté afectando, será difícil puedas corregirlo después.

Empieza fácil.

Sigue los consejos de Laura Fernández y déjate guiar por sus sencillas y útiles recomendaciones.

No tendrás que desgastarte con agotadoras rutinas de ejercicios.

Tampoco tendrás que gastar todo tu dinero en dietas que dejarás después de la primer semana.

Sólo leer este libro y tomar de él lo que consideres mejor te pueda servir para los retos que enfrentas hoy en día.

Estoy seguro que algo encontrarás de valor para ti, cualquiera que sea la situación en la que te encuentres. Lo importante es dar el primer paso porque habrá muchos más que vendrán como consecuencia de este.

Mario Corona. Escritor y consultor editorial.

ÍNDICE

 Laura Fernández del Castillo

-CAPÍTULO 1-

Historia y origen de la Ayurveda

Historia y origen de la Ayurveda

La medicina más antigua

No soy médico, aun así en este libro hablaré de la medicina más antigua a la que podemos acceder los seres humanos. Me refiero a un tipo muy particular de medicina que podría ayudarte a sanar muchas de tus dolencias más allá de solamente lo físico.

Esa medicina es la *Ayurveda*, que empezó desde hace más de 5,000 años en la India.

Voy a empezar desde el principio a explicarte porqué podrías beneficiarte de esta medicina milenaria incluso si no padeces enfermedad alguna, y te consideras una persona relativamente sana que hace ejercicio y se mantiene alejada del estrés.

En principio de cuentas te hablaré del significado etimológico de la palabra *Ayurveda*, en donde *"Ayur"* significa ciencia y *"Veda"* significa vida.

Ahora te voy a pedir que te remontes en tu mente hacia un pasado lejano, un pasado en el que quizá ni tú ni tus antepasados más cercanos existían todavía.

Estando ahí imagina por un momento:

- ¿Qué tan difícil sería tener una alimentación sana?

- ¿Qué tan difícil sería cuidar tu higiene y la de tu familia?

- ¿Qué tan difícil sería curar las enfermedades, desde los más simples hasta los más complejos padecimientos?

- ¿Qué tan alta podría ser la tasa de mortalidad provocada por la falta de acceso a una forma más eficiente de cuidar la salud?

Sin duda un ejercicio muy crudo en el que es fácil darse cuenta de que en ese entonces existía miseria en todo el mundo, hambre, así como innumerables restricciones y pobreza.

En el 3,000 a.C. cuando el antiguo imperio egipcio se encontraba en su mayor auge, las primeras civilizaciones de Mesoamérica apenas se estaban formando.

Mientras en el sur de la india había personas con poder y riqueza que podrían disfrutar, entre otras cosas, de tener animales que les ayudaban a subsistir y que por lo mismo debían asegurarse de que estuvieran con vida, sanos y listos para cumplir con su función en vez de enfermarse y morir.

De esta forma nació la *Ayurveda* y al darse cuenta los propietarios de estos animales de que funcionaba, tomaron la decisión de usarla para curar a personas enfermas.

Aunque en los escritos antiguos jamás se hace mención a guerras, batallas o combates, siempre se hace referencia a la muerte natural causada por desequilibrios inexplicables del organismo.

Justo el tipo de miseria que quienes vivían en esas circunstancias debían sufrir al verse desprotegidas ante lo desconocido, al no entender el porqué sus seres queridos enfermaban y morían causando una inmensa tristeza en sus vidas.

Pese a todas estas restricciones era necesario encontrar la forma de curar enfermedades, heridas y padecimientos. Pero ¿cómo hacerlo si no existía la medicina tradicional a la que hoy podemos recurrir para salvar muchas vidas?

Padres tenían que decir adiós a sus hijos.

Pequeños niños tenían que quedarse huérfanos.

Esposas despedían a sus esposos y una gran cantidad de esposos enviudaban.

Había que decir adiós a muchos amigos.

Era tan grave la situación que cuando alguien enfermaba difícilmente podía superar esa enfermedad y en la mayor parte de los casos tenía que morir a causa de ello.

¡No importaba la edad!

¡No importaba si se tratara de una enfermedad sencilla!

¡No importaba que fueran buenas personas, que tuvieran dinero o bienes materiales!

No importaba nada, porque nada de eso servía para curar la enfermedad o el padecimiento que en ese entonces enfrentaban.

Ahora imagina que eso mismo podría pasar contigo, con tu familia o seres queridos. Sin duda sería muy difícil vivir, prosperar o aspirar a algo más allá de la mera supervivencia.

En ese entonces es cuando nace la *Ayurveda* como una forma eficaz de curar enfermedades y padecimientos que para algunas personas en ese entonces eran como maldiciones, desdichas o castigos de los dioses a quienes veneraban.

La Ayurveda en la mitología hinduista

Se sabe que el hinduismo es un sistema religioso de la India que está conformado por una gran variedad de tendencias.

Sin embargo sus elementos fundamentales son de creencia en Brahma como principio supremo universal, el karma, la reencarnación y la liberación.

El término *"Hinduismo"* proviene de la palabra *"Hindu"*, una adaptación persa del nombre *Sindhu*. A partir del siglo XIX de nuestra era se le agregó el sufijo "ismo" para designar el conjunto de valores, creencias y prácticas religiosas de los pueblos del valle del Indio.

El símbolo del hinduismo es el *Om*, para ellos simboliza a *Brahan*, así como al universo y a lo esencial. El *Om* es un símbolo sagrado que funciona como un mantra el sonido universal; es decir un canto u oración vibrante que los hindúes lo consideran como un sonido primordial del que se generan otros sonidos.

Las 6 doctrinas que agrupan al hinduismo se les conoce como *Darshanas*, que son: *Vedanta, Yoga, Sankhia, Mimansa, Naia, Vaisesika.*

Se puede observar el *Ayurveda* no entra dentro de la doctrina del Hindúismo, sin embargo el yoga al igual que las demás darshanas se asemejan a la *Ayurveda*.

Se dice que hace muchos años en lo que hoy conocemos como la India, un grupo de sabios de todo el mundo se reunieron para pedir por el bien de la humanidad.

Oraron, ofrecieron ceremonias y rituales que les permitieron llegar con el dios Indra, conocido como el dios del sueño, el dios de todos los dioses.

Indra les dio a estos sabios un regalo que cambiaría la realidad de la humanidad, un conocimiento muy importante, muy grande.

Este regalo fue sumamente valioso puesto que vivían con miseria de la que pudieron salir gracias a él. Observando el universo de día y de noche, el actuar de los animales de las plantas, cómo se comportan las diferentes estaciones del año en el medio ambiente y en las personas.

Comenzaron a utilizar todo lo que la naturaleza misma les daba, haciendo combinaciones de plantas con diferentes aceites y encontraron la manera de curar el cuerpo de cada una de las personas de una forma natural y consumiendo los alimentos correctos para cada desequilibrio de la mente y del cuerpo. Así, al ver como todo el universo es armonioso gracias a este gran regalo que se les dio, pudieron vivir sin miseria.

Brahman - Darksha-Gemelos Ashimiku- Indra- Santos

Todos los hombres sabios se juntaron varios días haciendo una ceremonia de fuego llamada *pooja* y presentando ofrendas.

Vieron que el fuego comenzaba a hablar, ahí fue cuando reciben el conocimiento de *Indra* que después se lo dio a *Daksha* (un hombre sabio), que a su vez se lo dio a los gemelos *Aswini* y *Aswinikumara* (hijos del sol) y de ahí se lo fueron pasando a diferentes maestros de la *Ayurveda* hasta llegar al resto de la humanidad.

La fuente de la eterna juventud

Cuenta la leyenda que el explorador español Juan Ponce de León escuchó que entre los nativos de Puerto Rico hablaban de ella y tal fue su fascinación que llegó a convertirse en la obsesión que lo llevó a embarcarse en 1513 emprendiendo una expedición para buscarla hacia lo que hoy conocemos como la Florida, en los Estados Unidos. Nunca la encontro.

Ponce de Léon no fue el único que buscó la fuente de eterna juventud, ya que desde la antigüedad se cuenta con bastantes referencias a ese deseo de encontrarla, por ejemplo en Babilonia, en la mitología griega y en diversas culturas existen registros de ello.

Ese deseo de la inmortalidad, de la eterna juventud existe hoy en día y aunque por lo menos en este momento sea algo imposible de concebir, el deseo como tal permanece por eso tantas personas invierten grandes cantidades de dinero en tratamientos y cirugías que buscan retrasar o corregir los efectos del envejecimiento, incluso poniendo en riesgo su salud e integridad.

Es conocido que algunos famosos se han visto afectados por los efectos negativos de algunos de estos tratamientos.

Otros han perdido la vida durante o despúes de estos procedimientos.

Todo esto no ha hecho más que evidenciar que ese deseo es un reflejo de la naturaleza humana en el que se busca prevalecer, mantenerse vigente.

Por ello se invierten tantos recursos humanos, financieros y materiales en investigación científica para descubrir la forma de lograrlo, de retrasar el envejecimiento, de "burlar" a la muerte.

Algo que hasta hoy era casi imposible de lograr.

El hechizo de los Dioses

Todos los Dioses del cielo, como la luna, estrellas, sol, agua, tierra, fuego, tenían un hechizo que les hizo *Durvuasa Muni.*

Por este hechizo perdieron su complexión, su fuerza y estaban muy débiles.

La humanidad dejó de recibir los nutrientes necesarios.

Los días estaban nublados, hacía frío con lluvia y cambios de temperatura repentinos.

Comenzaron a surgir muchas enfermedades.

Por eso los Dioses comenzaron a perder complexión y fuerza.

En lugar de que el sol diera lo que debería de dar estaba opacado por los demás dioses.

La humanidad se perdía de toda la fuerza de los nutrientes de los dioses y por eso recibían miseria en lugar de las cualidades o beneficios que deberían tener.

Los demonios contraatacan

Los demonios no podían, ni querían quedarse quietos.

Necesitaban responder, contraatacar, por ello una gran cantidad de ellos atacaron el cielo.

Los Dioses que en ese entonces lo habitaban acudieron ante las tres Deidades *Shiva, Brahma* y *Vishnu,* quienes les sugirieron exprimir la miel del océano y de esta forma pudieran encontrar una solución para recuperarse.

No sería una fácil.

Estaban tan débiles que se vieron obligados a tener que pactar con sus enemigos los demonios y pedirles su ayuda para conseguir el tesoro.

Para esto necesitaban un palo y un trapo muy grande.

Por esta razón hicieron uso de una montaña llamada *Mandara Parvatha* y como trapo usaron una serpiente que está en el cuello de *Shiva* y que conocida como *Vaasuki* (Que significa Dios de todas las serpientes).

Como si estuvieran haciendo el juego de la cuerda, de un lado estaban los Dioses del cielo y del otro lado los demonios.

Ambos comenzaron a jalar de ella de la misma forma que lo hacemos cuando movemos la leche para que se haga el queso.

Eso pasó hasta que empezó a salir del mar una hermosa Diosa llamada *Lakshmi* (Diosa de la riqueza y la abundancia).

Después surgió el árbol de la abundancia, una vaca que lo que le pidieras te lo daba.

Los *Devas* (Dioses) se quedaron con el árbol y la vaca sagrada.

Posteriormente del mar comenzaron a salir muchas armas, mismas que los demonios quisieron quedarse con ellas, quitarselas a los dioses y apropiárselas.

Surgió también un antídoto muy venenoso, una pócima que si se caía el mundo entero moriría. Así que *Shiva* decidió tomarla.

Parvati la esposa de *Shiva* entró a la boca de su esposo y bloqueó esto en la garganta para que no siguiera pasando.

Todos los Dioses le cerraron la boca para que no la escupiera por que si así lo hacía todos morirían.

Después de unos minutos el veneno se quedó en la garganta y al Dios *Shiva* no le pasó nada, su cuello quedó azul por el veneno, pero él no murió por ser un gran Dios y en la India lo llaman *Neela Kandha*. (Cuello Azul).

El Dios de la Ayurveda

Por último salió *Dhanwantari* del mar, él es el Dios de la *Ayurveda* y se cree que es la reencarnación del Dios *Vishnu*.

Surgió teniendo 4 brazos en cada una de las manos correspondientes a dichos brazos, portaba un objeto distinto.

En una de las manos cargaba varias sanguijuelas para que succionaran el veneno de la sangre.

En otra de sus manos portaba un caracol que representaba el sonido *"OM"*, en otra de sus manos un manojo de hierbas medicinales y en la cuarta una vasija *-Amruda-*, con un néctar que si alguien tomaba de él, no podría sufrir.

Los demonios se quedaron con la medicina y con el elixir. Le arrebataron la primera a *Dhanwantari* y huyeron de ahí.

Al hacerlo pusieron al mundo bajo una gran amenaza por el peligro potencial de que pudieran hacer mal uso del elixir.

Al darse cuenta de esto los tres Dioses *Shiva*, *Vishnu* y *Brahman* para no crear un desastre, decidieron convertirse en hermosas mujeres para engañar a los demonios.

Llegaron al lugar donde estos se encontraban, robaron el néctar, regresaron a su punto de partida y devolvieron el néctar a los Dioses del cielo (sol, luna, aire, fuego, tierra etc.).

 Laura Fernández del Castillo

Con esta valiente hazaña los Dioses pudieron tomarlo y recuperar sus poderes.

Desde ese día el sol brilla con más fuerza, al igual que la luna el aire sopla con más libertad y debido a ello que se cree que cada una de estas energías nos nutren y alimentan en diferentes formas siempre y cuando sepamos cómo hacer uso de ellas.

Cómo este conocimiento llegó a nosotros

Como antes te lo he explicado, previo al surgimiento de la *Ayurveda* no existían remedios para aliviar los males que aquejaban a los seres humanos.

Esto obligaba a una persona promedio a tener que mantener su salud lo mejor posible para minimizar a su más pequeña expresión el riesgo de enfermar y morir.

Indra les dio los 8 *Darshanas* (formas distintas de vivir con una visión clara) a los hombres sabios.

Estos hombres sabios, (estos santos) prefirieron enfocarse únicamente en la *Ayurveda*, ya que la *Ayurveda* era la más completa de las otras 8.

El yoga que nosotros conocemos es una de las *darshanas* de la *Ayurveda*.

No se trata nada más de posturas, sino más bien de una forma de vivir.

El *ayurveda* y el yoga son *darshanas* separadas una de otra.

El yoga es un complemento "utilizando posturas de yoga y ciertas rutinas diarias para encontrar el equilibrio en la vida", y la *Ayurveda* es mucho más completa porque ve al ser humano desde una forma más integral.

Si integras el yoga como postura dentro de tu vida *Ayurvédica* obtendrás mejores beneficios.

El *Ayurveda* menciona algunos puntos de las otras *darshanas* y también tiene sus propios conceptos y conocimientos.

Es por eso que aquí únicamente mencionaré sobre la *Ayurveda*.

Los escritos más antiguos relatan que la *Ayurveda* comenzó para curar a los caballos y a los elefantes de la nobleza.

En la actualidad en la India siguen existiendo medicamentos *Ayurvedas* para los caballos y elefantes.

Antiguamente estos animales eran considerados sagrados ya que con ellos podían trasladarse a distancias muy largas.

Cuando los reyes vieron la maravilla de esta medicina les pidieron a los doctores que por favor comenzarán a aplicar estos tratamientos y medicina en ellos y fue ahí cuando surgió la *Ayurveda* que conocemos en la actualidad.

Un hombre sabio

Dhanwantari, fue un hombre sabio; un santo, conocido como *El Padre de la Ayurveda* que cuando llegó a la tierra le dio el conocimiento a sus estudiantes.

Los años pasaron, él murió y uno de sus discípulos creía ser la reencarnación de *Dhanwantari*. Incluso se cambió el nombre y se llamó *Dhanwantari*.

Se dedicó a la cirugía y tuvo 16 discípulos quienes de generación en generación transmiten este conocimiento.

La reencarnación del dios se dedicaba a investigar con diversos cadáveres. Por ejemplo con mujeres embarazadas en distintos períodos de gestación, con niños, adolescentes y adultos.

Tenía que hacerlo para comprender bien cómo funcionaba el cuerpo humano.

La medicina alopática surgió de la *Ayurveda*, en algunos escritos antigüos se hace referencia a ello.

Srusudra y sus libros

Sushruta fue discípulo de *Dhanwantari* quien estudió en la escuela de *Dhanwantari*. Realizó muchas cirugías y estudiaba haciendo disecciones de cadáveres.

Él es el padre de la cirugía.

El *Acharya Sushruta* detalla los primeros procedimientos quirúrgicos en este compendio, es una enciclopedia única de cirugía.

Mientras que en europa apenas se iniciaba con las cirugías, *Acharya Srushruta* practicaba la rinoplastia (un tipo particular de cirugía usando pedazos de piel para reparar la nariz).

Los antiguos Indios fueron pioneros en muchas operaciones complicadas como la perforación intestinal, falta de descanso en el trabajo de parto, cesáreas, cirugías craneales, entre otras más.

En el libro *Sushruda Samhitha* se describe con detalle varias enfermedades de los ojos.

También se prescriben tratamientos para doce tipos de fracturas y seis tipos de luxaciones.

Todo ha sido escrito con gran detalle e incluye investigaciones arqueológicas que han encontrado evidencia respecto de que algunas de estas operaciones fueron exitosas entre 3,000 y 5,000 años atrás.

El *Sushruta Samhita* detalla más de 300 tipos de operaciones que requieren de 42 procedimientos quirúrgicos diferentes.

También habla sobre el uso de 125 tipos de aparatos quirúrgicos incluyendo lancetas, agujas, catéteres y espéculos rectales, torniquetes, colocación de férulas, -la mayoría diseñadas a partir de las mandíbulas de animales-, diferentes métodos de suturas así como el uso de pelo de caballo y fibras de cortezas como hilo.

Varios tratamientos del texto de *Sushruda* han sido adaptados en los procedimientos quirúrgicos modernos.

La intervención quirúrgica era usada de forma racional y conservadora, sólo cuando los tratamientos no invasivos no eran capaces de promover la sanación cumpliendo con la labor de un gran médico.

Este texto además contiene escritos sobre la embriología humana, (mes a mes hacía estudios de embriones dentro del cuerpo de una madre embarazada). Incluye también información sobre la energía atómica, ginecología, pediatría, cirugía anatomía, drogas herbales de toxicología, dieta y nutrición *Ayurveda*.

Sushudra explicó la necesidad de dormir y de soñar.

 Laura Fernández del Castillo

Los textos de *Samhitha* fueron usados para enseñar *Ayurveda* en las universidades antiguas de *Takshashila* y *Nalanda*, por cierto excelentes instituciones de la India durante el periodo Védico donde se impartían clases de medicina, astronomía, matemáticas y filosofía.

A esa universidad acudían investigadores y muchos estudiantes extranjeros, alrededor del 300 a.C.

Charaka y sus libros

Charaka fue discípulo de *Agnivesha*, quien escribió un libro mismo que no pudo terminar porque murió antes. *Charaka* terminó de escribir ese libro y lo nombró *Charaka Samhita*.

Vagbhata vivió en *Kerala* (India), fue un gran maestro de *la Ayurveda* que escribió dos libros combinando los libros de *Charaka* y *Srursudha*.

A estos compendios los llamó *"Ashtanga Sandraha"* en ellos explica los ocho conceptos detallados de la *Ayurveda*.

Al ver que se consideraba su lectura compleja y difíciles de entender los conceptos y principios que comparte, tomó la decisión de escribir otro libro para personas con menor capacidad de comprensión.

A este libro lo nombró *"Ashtanga Hrudeya"*.

En este libro se relata a través de *Shlokas* o versos escritos por miles de eminentes practicantes de *Ayurveda* y maestros del pasado y existen cerca de 700 versos en ese compendio.

     Laura Fernández del Castillo

Madhava Nidanam

Hace un compendio clasificando las enfermedades en *bala* (pediátrico) *Shalya* (cirugía) *damsta* (toxicologia) *Shalakya* (oído, nariz, garganta) y *kaya chikitsa.*

Ayurveda es entendido como la ciencia relacionada a la vida humana, pero es interesante saber que existieron diferentes *Ayurvedas* en el pasado.

- *Ashayurveda*: Ayurveda para los caballos.
- *Hastayurveda*: Para los desequilibrios de las personas.
- *Vrikshayurveda*: La ciencia de la vida de las plantas.

El único y verdadero beneficio de la *Ayurveda* es curar el sufrimiento de todos los seres vivos.

-CAPÍTULO 2-

Indryas, Manas y Atma

-CAPÍTULO 2-
Indryas, Manas y Atma

Lo que los antiguos sabios creían

Los antiguos sabios de India creían que el ser humano estaba compuesto de *Indryas, Manas y Atma*.

Nuestras ventanas al exterior son nuestros sentidos, a esto en sánscrito se le conoce como *Indryas*. Gracias a ellas tenemos esa conexión con todo lo que nos rodea, gracias a los sentidos podemos expresar como estamos sintiéndonos por dentro.

Cada sentido de nuestro cuerpo ayuda a que tengamos una vivencia diferente. Son cinco ventanas de entrada y cinco de salida en nuestro cuerpo. En total son 10.

Cinco órganos de los sentidos:

Vista, olfato, gusto, tacto y cinco.

Cinco órganos de acción:

Las manos, las piernas, aparato fonador (oído), aparato reproductor y ano.

Estos 10 al ser las ventanas del exterior al interior de nuestro cuerpo, podemos hacer mucho para ayudar a tener una vida más tranquila y en paz o vivir con mucha más agitación y miedos distintos en nuestra vida.

De esa forma podemos ayudar a que al dormir nuestro sueño sea más profundo y reparador o que estemos despertando constantemente sin razón alguna. También a tener una vida con más paz o mucha menos agitación.

Cuanto más sabemos sobre nuestros 5 sentidos, cómo pueden ser afectados por nuestros pensamientos y por condiciones externas a nuestras vivencias, sabremos cómo podemos ayudar en alimentarlos correctamente.

Al alimentar correctamente cada sentido sabremos cómo funcionan, no solamente desde la parte anatómica, sino energética.

Al saber esto nos hacemos más conscientes puesto que estos son órganos sensoriales y de acción que todos conocemos van más allá de sus funciones.

Como seres humanos experimentamos este mundo a través de nuestra mente y los 5 sentidos conocidos. Sin sabiduría espiritual, podríamos pensar que la realidad es solo lo que vemos, oímos, tocamos, olemos o saboreamos.

¿Pero qué sucede con el resto de la creación que existe más allá de nuestros 5 sentidos conocidos?

La mayoría de las veces no le damos la importancia requerida.

Damos por sentado que ahí están y que funcionan por sí solos.

Manas

En sánscrito *Manas* quiere decir mente.

La mente está en todas partes del cuerpo. Cada célula del cuerpo tiene un recuerdo y ese recuerdo vibra con mucha energía y esa energía tiene su propia mente.

Es la fuerza conductora detrás de las acciones, del habla y el proceso de pensamiento.

Es útil saber que se utiliza de una manera más limitada, no como todo el proceso interno de función de cada órgano del cuerpo.

El sólo recordar algo, comer, oler, escuchar y sentir, que te puedes transportar por medio de la mente a distintas partes ya visitadas o imaginarias.

Ciertas emociones o sensaciones son manifestadas por tu mente, no por el intelecto, son dos cosas diferentes.

Manas o mente, se encuentran en todo nuestro cuerpo, cada célula de nuestro cuerpo, tiene una memoria que nos lleva al recuerdo de algo vivido o simplemente a imaginarnos algo que pudiera llegar a pasarnos.

 Laura Fernández del Castillo

Al ser conscientes de los 5 sentidos de nuestro cuerpo, al igual que de nuestra mente, podemos entender por qué enfermamos de ciertas cosas o dormimos tan mal, etc.

Podemos estar más en contacto con nosotros mismos y fluir mejor en los deberes cotidianos que la vida misma nos da.

Atma

En sánscrito *a Atma* se le conoce como espíritu, cuanto más lo alimentemos mejor nos sentiremos con nosotros mismos.

Podemos percibir esta sensación de oxigenación y liberación interna, sabemos que lo que estamos haciendo es lo correcto.

Nuestra intuición se irá agudizando cada vez más ya que esta se va opacando por el cochambre de pensamientos que le vamos poniendo a nuestra vida.

Nuestro espíritu (*Atma*) nunca cambia, ese permanece vivo desde que nacemos hasta que morimos se va al cielo o a reencarnar, según lo que sea la creencia de cada quien.

Pero la mente que es ese campo energético que nos rodea, ese sí cambia constantemente, esa mente (no el intelecto) al no alimentar apropiadamente cada uno de nuestros sentidos le vamos poniendo capas y capas de cochambre, sumergiéndonos metafóricamente hablando en una telaraña de miedos, inseguridades, frustraciones, tristezas y enojos.

Cada uno de los sentidos (*Indriyas*) estos se deben de alimentar de diferente manera para que el ser humano esté sano, para que viva en paz y en esta época moderna pueda ser lo más productivo posible sin descuidar a su persona.

Cuando alimentamos al espíritu a través de la respiración de *pranayamas,* (respiración consciente), haciendo ciertas posturas de yoga, meditando o con ciertos ejercicios estaremos alimentando correctamente cada una de las Indriyas.

De esta manera estaremos alimentando en forma correcta al espíritu.

Con la respiración podemos irnos al presente, pasado y futuro.

Observa cómo es tu respiración en este preciso momento mientras lees el libro, ¿ya te fijaste?

Algo tan normal y natural en ocasiones puede detonar ciertas emociones.

Fíjate, cuando nacemos lo primero que hacemos al llegar a este mundo es llorar y lo último que vamos hacer al morir es dejar que otros lloren por nosotros.

Lo que sucede desde que nacemos hasta que morimos es lo que llamamos vida y esa vida la podemos vivir añorando en el pasado con respiraciones cortadas o llenos de ansiedad con una respiración sumamente agitada.

Cuando estamos viviendo en el presente tenemos una respiración larga y profunda, como si estuviéramos enamorados.

Ahora te pregunto, ¿cómo está tu respiración en este momento?

Detente un minuto para hacer este sencillo ejercicio.

¿Te fijaste que el aire que entra es ligeramente más frío que el aire que sale?

Puedes observar como cuando inhalas tu cuerpo se expande y cuando exhalas tu cuerpo se contrae.

¿Alguna vez has observado qué pasa con tu cuerpo cuando estás enojado, triste o preocupado?

Como que todo tu cuerpo se contrae se pone duro, en ocasiones hasta le cuesta trabajo moverse y eso es porque frenas la respiración, como quien dice tu respiración se llega a cortar.

En la medicina oriental se tiene la creencia de que el cuerpo tiene energia y esa energia fluye en sentido a las manecillas del reloj.

Cuando tenemos un susto, enojo, tristeza o preocupación grande la energía se detiene por un instante y empieza a circular al lado contrario a las manecillas del reloj.

 Laura Fernández del Castillo

Si no hacemos nada para que la energía comience a girar positivamente después de un tiempo comenzaremos con algunas molestias ligeras.

Incluso podríamos llegar a enfermar.

Es por eso la gran importancia de ser consciente de la forma cómo respiras y más si estás pasando por un momento de tristeza o de angustia.

Así como la respiración existen diferentes formas o técnicas para alimentar correctamente cada uno de los sentidos y de esa manera quitar el cochambre acumulado de tu vida.

-CAPÍTULO 3-

Panchamahabhutas

-CAPÍTULO 3-
Panchamahabhutas

En sanscrito **Pancha** quiere decir 5, **maha** grandioso, **bhutas** elementos. Son los cinco grandes elementos que están en todo el universo, esas 5 energías o *Panchamahabutas*, también existen dentro de cada uno de nosotros.

Como por ejemplo el espacio que hay entre un órgano y otro, el sonido, el aire, el fuego y la tierra.

Cada uno de estos elementos está constituido por los diferentes elementos de la naturaleza.

Qué son y cómo influyen en nosotros

Estas energías al unirse forman los *tridoshas* y están presentes en todo nuestro cuerpo, pero se ven en partes específicas.

Esto quiere decir que si divides el cuerpo en tres partes cada una corresponde a distinta energía.

Cuando entendemos esto también entendemos porqué enfermamos más de ciertas cosas y en ciertas épocas del año.

De la misma forma podemos saber cuales son las distintas prácticas para realizar o qué comer en distintas estaciones del año u horas del día.

Akash

En sánscrito **Akash** quiere decir espacio. Dios creó primero el espacio que está en el universo y de ese espacio basto donde no había nada, surgió el sonido.

En nuestro cuerpo el espacio es el que hay entre cada uno de las células del cuerpo, los órganos. Debe de existir espacio para el buen funcionamiento de todo, porque de otro modo todo es distinto.

Ghanda

Ghanda quiere decir Sonido. En ese espacio silencioso surgió el sonido del *OM*, por eso hay quienes lo conocen como el sonido primordial. Apareció como una gran explosión del big bang, este contiene a todos en el espacio.

En nuestro cuerpo lo podemos encontrar a través del oído, por ahí podemos percibir ese espacio hueco que alberga y recibe el sonido.

Vayu / Vata

Vayu en Sánscrito quiere decir aire.

Está dentro del espacio, genera movimiento, ese movimiento provoca sonido y al moverse dentro del espacio por las ondas de vibración surge el aire.

El aire por naturaleza es liviano, ligero, frío y seco.

El sabor es salado.

El tipo de cuerpo es liviano, frío, seco, ligero, de complexión muy delgada, piel y pelo seco, uñas quebradizas, les cuesta trabajo concentrarse.

Sumamente "pachangueros". Por lo mismo tienen muchos proyectos a la vez, comienzan con uno, lo dejan a la mitad y empiezan con otro y así pueden tener varios.

Son bastante desestructurados pero a la vez llegan a ser muy buenos artistas.

Estos elementos crean a una personalidad con mucha energía, entusiasmo y mucho optimismo. Cuando existe mucho aire en nuestra mente, esta se alborota.

Por el aire que tienen son muy dispersos, hablan mucho, les gusta hacer ejercicio pero se cansan rápido.

El sabor que predomina es el salado, es seco, frío y ligero.

Cuando una persona tiene un desequilibrio por exceso de aire en el cuerpo es recomendable dejar de consumir alimentos ligeros y fríos, ya que estos provocan un incremento del aire en su cuerpo.

Un ejemplo sería: Una rica ensalada de lechuga, espinaca y cualquier otra verdura cruda.

En una persona su complexión es delgada, uñas quebradizas.

Le cuesta trabajo concentrarse, les encanta la fiesta. Tienen muchos amigos pero no duran.

En nuestro cuerpo lo encontramos en todas las acciones del cuerpo, sin aire no habría movimiento de ningún órgano, de la sangre, de los músculos y de los huesos. También está en la zona del ombligo al final del intestino grueso.

Cuando presentamos exceso de aire en el estómago podemos experimentar flatulencia.

Un adulto mayor tiene exceso de aire en el cuerpo, es por eso que le gusta tanto contar historias, esto les trae muchos recuerdos.

Como todos sabemos en la vejez a un adulto mayor se le pueden comenzar a olvidar las cosas o tener artritis, insomnio, confusión mental y colitis entre otras enfermedades provocadas por exceso de aire en el cuerpo.

El sabor salado aumenta la energía de *Vata*, agrio reduce a *Vata*, dulce aumenta *Vata*, amargo, astringente y picante reduce a *Vata*.

Este sabor ayuda a desinflamar.

Los meses que predomina el elemento de aire son mayo y julio.

En estos meses se pueden experimentar alergias, al igual que diferentes cambios de humor esto debido a los cambios repentinos de clima, lluvias y mucho aire en ocasiones.

Previo al mes de mayo es recomendable evitar la sal, sabores ácidos y comidas picantes.

Esto con la finalidad de evitar alguna enfermedad estacional.

El reloj biológico o ciclo circadiano dice que 2 a 6 am / 14 a 18 hrs son las horas del elemento *Vata,* es cuando el aire dentro de nuestro cuerpo está equilibrado, siempre y cuando hagamos las cosas para que esté en armonía.

De lo contrario podríamos comenzar con ruido mental, cansancio, poca energía, flatulencias y/o síndrome del intestino irritable entre otras enfermedades.

Amanecer, hora para meditar, en la tarde es buena hora para hacer una caminata o leer un libro.

Agni / Pitta

Agni en sánscrito quiere decir fuego. El aire se mueve y genera fricción, al haber fricción genera calor y al aumentar ese calor de esa fricción se crea el fuego.

La energía del fuego es todo lo que tiene que ver con acción, calor, transformación, dinamismo. Es seco y caliente.

El fuego en la antigüedad es considerado algo sagrado tanto afuera como en nuestro cuerpo.

En nuestro cuerpo todo lo que tiene que ver con acción, calor, transformación, dinamismo.

El fuego por naturaleza es seco y caliente.

En los alimentos picantes lo encontramos en diferentes especies como el jengibre, canela, clavo, pimienta entre otros. Este sabor picante ayuda a que podamos tener mejor digestión, es por eso que se dice que el sabor del fuego de *Pitta* es el sabor picante.

En nuestro cuerpo encontramos ese fuego de la mitad del pecho al ombligo. Ese es el lugar de la transmutación de alimentos por el fuego digestivo. También gracias al fuego interno del cuerpo se produce la vista.

Fuego digestivo

En nuestro cuerpo lo podemos encontrar en el fuego digestivo, ese fuego interno que está en el estómago, ayuda y promueve a que tengamos una buena digestión.

Es importante saber cual es o debería de ser el tamaño de nuestro estómago ya que de esa forma podemos saber cuánto es lo que realmente debemos de comer.

Si es que fuera más para que no se produzca *Ama* en nuestro organismo. (*Ama* en sánscrito quiere decir toxinas).

Tamaño del estómago.

Si juntamos las dos palmas de las manos juntas extendidas hacia arriba ese es el tamaño de nuestro estómago y de esa manera sabemos que no deberíamos de comer ni más ni menos de eso en 3 o 4 comidas durante el día.

El estómago se divide en 3 partes.

La primera parte es para el alimento, otra parte para el agua y otra más para dejar aire y que de esta forma puedan incorporarse correctamente los líquidos al estómago.

A esto se le conoce como el efecto licuadora.

Imagina una licuadora a la cual le llenas de alimentos sólidos a tal grado que llega hasta arriba y la enciendes.

Lo más probable es que las aspas de esa licuadora se atoren, así que le quitas un poco de ese alimento sólido y le agregas agua hasta arrib, aunque la tapes o más probable es que al estar tan saturada la licuadora explote y se desparrame gran parte de lo que querías licuar.

Es por eso es importante dejar un porcentaje de alimento.

Un porcentaje de líquido y un porcentaje de aire para que todo se incorpore correctamente.

De la misma manera sucede con tu estómago.

En *Ayurveda* se cree que existen 4 tipos de fuegos *digestivos*.

Sama Agni

Es el fuego digestivo equilibrado, corresponde a una muy buena digestión. Este es el tipo de *Agni* por el que debemos de mantenernos constantemente.

Los signos físicos de un *Agni* equilibrado no son una gran digestión, sino que la capacidad de adaptarse a los cambios climáticos o de las estaciones.

En términos de signos emocionales, las personas con *Agni* equilibrado pueden pensar con claridad, disfrutan de un buen estado de ánimo estable y son mejores para lidiar con el estrés y otros obstáculos que se presenten.

Todos los demás tipos de *Agni* son el resultado de los desequilibrios que necesitamos corregir y sanar.

Visham Agni

Visham agni es una digestión irregular. La mayoría de las personas con constitución dominante *Vata* experimentan este tipo de digestión. (el *Dosha* del aire y el espacio, en sánscrito *"Vayu o Akasha"*) o los que experimentan un desequilibrio en *Vata*.

Este fuego digestivo es muy cambiante, de rápido a lento, como si soplara el aire sobre él.

El estado de ánimo, los sentimientos y el hambre puedeN cambiar de un momento a otro y puedes sufrir de estreñimiento o defecación en partes, como "heces de conejo".

Estos síntomas también se manifiestan como dolor por gases, indigestión incluso por piel seca. *Visham agni* puede aliviarse comiendo alimentos calientes como sopas, *ghee*, avena.

Tikhna Agni

Tikshna agni o digestión aguda se asocia principalmente con los tipos de mente-cuerpo *Pitta* (fuego-agua *Dosha*).

Este fuego es de acción rápida e hiperactivo.

El exceso de fuego dentro del abdomen conduce a un estado de ánimo "ardiente" y puede quemar nutrientes antes de que su cuerpo tenga la oportunidad de asimilarlos.

Estos síntomas pueden manifestarse como inestabilidad, acidez estomacal y sofocos. Esto también puede manifestarse en un material de desecho ardiente que se quema.

Se tiene que calmar el *Tikshna agni* con alimentos refrescantes como el hinojo, la menta y jugos frutales.

Manda Agni

Manda agni es la digestión lenta, se asemeja a los tipos de cuerpo mente - Kapha, (agua, tierra *Dosha*) y se puede definir como si se estuviera encendiendo el fuego con ramas húmedas.

Es de combustión lenta y débil y conduce fácilmente al aumento de peso y el letargo y produce heces de residuos grandes, pesados y blandos.

Estos síntomas pueden manifestarse como náuseas, aumento de peso, piel fría y humedad.

Manda agni puede comer dos o tres comidas ligeras durante el día, de preferencia que sean comidas condimentadas como curries, adobos, picantes y frutas secas.

Reconocer estos 4 fuegos nos puede ayudar a saber cuales son los desequilibrios que podríamos estar teniendo y como poder remediarlos.

El sistema *Ayurveda* funciona con un conjunto de cualidades opuestas, por ejemplo: Si te sientes estresado y cansado, lo que podrías identificar sería un desequilibrio *Vata*, deberías de consumir alimentos y prácticas calientes, relajantes para compensar los efectos negativos en tu digestión.

Para un desequilibrio en *Pitta*, tenemos que coincidir con alimentos refrescantes, calmantes y prácticas o estilos de vida que ayuden a calmar el fuego encendido.

Si el desequilibrio que estás experimentando va más relacionado al *Kapha dosha*, es decir es frío, pesado y húmedo, el remedio es exponerse a elementos más energizantes y secos.

Así como en el mundo natural, en *Ayurveda* depende mucho de la persona y su entorno. No es algo único para todos; sin embargo existen formas universales para cuidar nuestro *Agni*.

No se trata solo de lo que comemos.

 Laura Fernández del Castillo

Podríamos estar comiendo la comida "más sana del mundo" pero si la comemos estresados, estaremos reduciendo la eficacia de nuestra digestión y por ende los beneficios de la comida no serán tan asimilados o benéficos.

Cuando tu digestión es pobre durante un periodo prolongado, las toxinas se acumulan en nuestro sistema, (en *Ayurveda* se le conoce como *Ama*).

El *Ama* es el resultado de un mal *Agni*, este se acumula y comenzamos a tener padecimientos secundarios como mala digestión, lentitud, insomnio, olor corporal, congestión, depresión, piel seca u opaca entre muchos otros padecimientos.

La cocción lenta y prolongada hace que nuestra comida sea más fácil de digerir, al unir ingredientes que de otro modo podrían ser incompatibles, lo que hace que sea menos exigente para el cuerpo.

Al igual que estar presente emocionalmente y físicamente cuando comemos una comida que finalmente se convertirá en energía para cada una de nuestras células.

También en la mente, cuando nuestro fuego interno está elevado se dice que nuestro intelecto está agudo, está elevado, pensamos de mejor manera.

El *Agni* o fuego lo podemos encontrar en nuestra visión.

El órgano donde lo podemos encontrar es en los ojos. Gracias al fuego interno del cuerpo podemos ver, por ahí está la visión.

En ocasiones se dice que los ojos son la ventana del alma, refiriendo a que si el fuego interno de la persona está en equilibrio, buena digestión, buenos pensamientos, nuestros ojos brillarán con mucha luz.

Algunas de las enfermedades que llegan a tener las personas con exceso de fuego en el cuerpo son: úlceras estomacales, ira, enojo, coraje, insomnio.

Las 10 am a 14 hrs es la hora de *Pitta*, a la hora del calor más intenso es una buena hora para hacer la digestión y para el trabajo rudo.

En *Ayurveda* es considerado que cada época del año, cada estación tiene su propia energía.

En los países que están por arriba del ecuador en primavera y verano al ser meses de mucho calor, dinamismo, acción.

Son meses cuando después del frío intenso de invierno comienza a salir el sol, a calentar la tierra a deshelar los capullos y a florecer las flores.

Quince días antes de que comience la primavera en *Ayurveda* es recomendable preparar el cuerpo para el cambio de estación, ya que al igual como pasa afuera dentro de nuestro cuerpo durante el invierno estuvimos almacenando y acumulando alimentos y grasas.

Al llegar el calor de primavera si no hacemos algún tipo de detox previo, muy probablemente tendremos rinitis o algún tipo de alergia estacional.

Al igual que a principios de otoño.

Los alimentos que favorecen o desequilibran a *Pitta* (fuego) son: ácido, salado, astringente.

Sabor dulce, aceitosos, fríos.

Jaala - agua

En sánscrito *Jaala o Aapa* quiere decir agua. El fuego se condensa y genera gotas de agua y surge el océano, formando ríos, agua.

Sin ríos, mares, lagos y océanos no existiría la vida en la tierra.

De la misma forma en nuestro organismo son todos los fluidos que tenemos como la sangre, saliva.

La similitud que hay del agua de la tierra.

Como todos lo sabemos sin agua no habría vida, en nosotros es donde está el conducto de nutrientes, sales y minerales del mismo.

Al tener una buena calidad de nutrientes en la sangre vamos a tener mejor calidad de vida.

En el medio ambiente la falta lluvia genera resequedad extrema en la tierra y de esa forma no podrían haber cultivos y dejaría de ser un espacio verde y fértil.

Esa agua nos da lubricación, hidratación y esto genera el sabor, sin la saliva no se puede percibir correctamente el sabor de la comida.

Al estar en deficiencia de *Jaala* o agua en nuestro cuerpo estaríamos experimentando una resequedad muy grande, deshidratación, incluso dolor de huesos.

En la boca llegaremos a no tener saliva suficiente y los alimentos no tendrían sabor.

La saliva la encontramos en la lengua.

La lengua es el único músculo de nuestro cuerpo que no tiene hueso, esta se puede mover para todas partes y por eso hay que saberla controlar.

Tanto en lo que comemos como en lo que decimos.

Al no hablar de más estaremos evitándonos tener cualquier tipo de conflictos y problemas.

La lengua al ser el primer contacto que tenemos con los alimentos se dice que la digestión es donde comienza, es por eso que hay que limpiarla con un raspador de lengua todas las mañanas.

Los alimentos que favorecen a una persona cuando tiene un desequilibrio por falta del elemento del agua o tierra es recomendable que consuma alimentos ligeros y calientes.

Un ejemplo de esto sería: una rica sopa calentita con verduras cocidas o una avena caliente por las noches.

Prithvi / Kapha

Pruthvii en sánscrito quiere decir tierra.

Cuando el agua se solidifica genera el elemento tierra.

Esta es fría, densa y pesada, sin tierra no podría haber vida, eso pasa afuera en lo que vemos.

La tierra que pisamos, donde caminamos y vivimos, donde pueden o no crecer árboles.

En nuestro cuerpo la tierra está representada por los músculos, se encuentra localizada en la parte superior del cuerpo, de los pulmones hasta la cabeza.

En desbalance en nuestro cuerpo la podemos observar como un cuerpo denso, pesado, frío, con letargo, dificultad para despertar en las mañanas y secreción de mocos, sinusitis, bronquitis, entre otras enfermedades.

Kapha

Está compuesto por la energía de la tierra y el agua.

Las características de esta energía son: frío, lento, pesado, denso, amoroso, y retienen todo, emociones, pensamientos, recuerdos.

El tipo de cuerpo es mayor, es más robusto que el de *Vata y Pitta*. Por lo mismo es lento, normalmente tienen flojera, su sueño es muy profundo y les encanta dormir.

Su pelo generalmente es oscuro y abundante, ojos grandes, aprenden lento pero nunca se les olvida, son hogareños, amorosos, afectivos, aman a la familia y les gusta tenerlos cerca.

La energía de la tierra y del agua, hacen que sean muy gentiles.

En sánscrito *Apa* (agua) quiere decir amor.

Tienen pocos amigos pero son para toda la vida, su sueño es profundo, les encanta dormir.

En su parte intelectual les cuesta trabajo aprender pero cuando lo hacen jamás olvidan ya que su personalidad tiende a retener todo, recuerdos, eventos, etc.

En el cuerpo se encuentra lo podemos encontrar en el olfato.

Por medio del olfato podemos percibir muy bien el olor fresco, húmedo, seco de la tierra.

Por medio de nuestra respiración podemos regular nuestras emociones, nuestro estado de ánimo.

Respiramos de una forma diferente, por ejemplo cada vez que pensamos en el pasado es una respiración larga y profunda de añoranza y cuando estamos pensando en el futuro nuestra respiración se hace pausada, llenándonos de miedos y de inseguridades con nuestra propia respiración.

Cuando estamos en el presente la respiración es larga, lenta y profunda como si estuviéramos enamorados.

También se encuentra de los pulmones hacia la cabeza y por ser de naturaleza denso y pesado tienden a acumular.

Generalmente cuando una persona está en desequilibrio con un exceso de *Kapha* enferma de bronquitis, gripa, sinusitis.

El exceso de *Kapha* produce mocos.

El sabor dulce desequilibra Kapha, el sabor salado y picante ayuda a que la energía estancada de Kapha se mueva.

Al saber esto si eres de las personas que tienden a hincharse o amanecen con dolores de articulaciones o sensación de estar reteniendo líquido es debido a la acumulación del elemento agua y tierra en el organismo.

Incluso las personas que amanecen con rinitis o nariz tapada constantemente es debido a que tienen un exceso de los elementos tierra y agua en el cuerpo.

Los meses de diciembre y enero son los meses de Kapha, son meses fríos y secos.

Aunque es considerado que abarca desde mediados de noviembre a marzo.

Previo al mes de noviembre es recomendable empezar a comer alimentos pesados y aceitosos.

Dar masaje principalmente en frente y cráneo.

En la naturaleza podemos ver como las plantas o algunos animales están invernando, reteniendo mucha energía para no morir y enfermar.

En los humanos pasa de la misma manera.

Es un mes de retención de alimentos, emociones y en ocasiones de actividades.

A esta energía le encanta el sabor dulce.

En el cuerpo se localiza de la cabeza al pecho corresponde la energía de *Kapha*.

Es por eso que esta energía al ser densa y pesada es una energía húmeda y tiende a acumular, por eso en el cuerpo genera mucosidad, inflamación, pesadez y letargo.

Sobre todo si comemos cosas azucaradas o harinas, alimentos difíciles de digerir.

Al consumir esto provoca estancamiento en nuestro cuerpo y genera mocos.

La hora de *Kapha* son de las 06:00am / 10:00 am y 14 hrs a las 18 hrs

En la naturaleza es la hora donde ya amaneció y es bueno hacer ejercicio para arrancar el día.

El sol apenas empieza a calentar.

En la tarde es conveniente comenzar a bajar el ritmo de actividades, tomar una pequeña caminata, para preparar el cuerpo y descansar.

Los sabores salados, agrios y con especies favorecen a esta energía, cuando hay un exceso de ella es recomendable hacer terapia de vómito o ayunar por varias horas o dias.

 Tambien es recomendable hacer siestas en dado caso de que existiera una deficiencia de esta energía pero si es que hubiera exceso de *Kapha* en el cuerpo no se recomienda dormir durante el día ya que esto puede provocar pesadez, letargo y generar tristeza en la persona.

Con esto ya podemos reconocer que los elementos que están afuera en el medio ambiente también los tenemos nosotros dentro de nuestro cuerpo.

Así que si a ti te predomina cierta energía en tu cuerpo, fácilmente puede llegar a desequilibrarse por factores internos o externos del medio ambiente.

Al conocer cada elemento fácilmente podemos comprender por qué se desbalancean y de esa manera podemos ayudar a nuestro cuerpo a subir la energía, a bajar ansiedad, estrés, incluso a evitar se presenten algunas enfermedades.

Cuando estos elementos de *Vata, Pitta o Kapha* están en desequilibrio se les conoce como *Doshas*, en sánscrito *Dosha* quiere decir desequilibrio, son las energías del cuerpo en desequilibrio o mejor dicho son los elementos de *Vata, Pitta y Kapha* en desequilibrio.

Ayurveda reconoce a las personas únicas e irrepetibles y por lo mismo no enferman, porque las energías de su cuerpo se equilibran, de la misma forma como pasa en la naturaleza, si hay más viento y lluvia (agua) se genera un huracán y cuando este desbalance afecta nuestro cuerpo y no hacemos algo para remediarlo después de cierto tiempo podemos enfermar aunque se trate de una ligera gripa.

Nuestro cuerpo siempre nos da señales y hay que saber observarlas.

Si quisieras saber cual es tu Dosha, te invito a que resuelvas el siguiente test que encontrarás en redes sociales como: Tras. Forma_Poderosa

Según la *Ayurveda* la personalidad de cada persona, depende de varios factores en el momento de la concepción.

Según las circunstancias climáticas y emocionales de los padres se crea un ambiente específico con características energéticas distintas y a eso en *Ayurveda* se le conoce como *Prakruti*.

Es el sello que tenemos cada uno dentro de nosotros.

Podría definirse como nuestra personalidad.

Al conocer cuál es nuestro *Prakrutri*, podemos entender el por qué de nuestra personalidad.

Conociendo nuestra complexión y nuestro carácter podemos identificar por que nos nos enfermamos fácilmente de ciertas cosas cuando a otros no les enferma lo mismo que a nosotros o inclusive al conocer más sobre esto.

Podemos comprender con mayor facilidad por que las personas actúan de cierta manera en circunstancias normales de la vida, porque hay quienes pueden hacer amigos más fácilmente que otros.

También porque hay quienes nunca olvidan algo o quienes les cuesta más trabajo retener informacion.

Existe un abanico de posibilidades de conocer más a las personas con el simple hecho de comprender cada una de las energías del cuerpo y del universo.

Por eso en *Ayurveda* se dice que cada persona es distinta, hay algo que nos define como únicos e irrepetibles.

  Laura Fernández del Castillo

-CAPÍTULO 4-

Las energías de la mente

-CAPÍTULO 4-

Las energías de la mente

Son tres

La mente es o puede ser muy cambiante.

Según estudios científicos la cantidad de pensamientos que generamos al día puede variar entre los 6,200 a los 70,000.

Este número puede variar dependiendo del estado de ánimo, edad, nivel de estrés y la actividad cerebral.

Muchos de estos pensamientos llegan a ser negativos y esto afecta a nuestra salud física, mental y emocional.

Muchos de ellos pueden ser incluso negativos y afectar nuestra salud física, mental y emocional.

Cuando tenemos pensamientos negativos nuestro cerebro libera químicos como el cortisol, la adrenalina y la noradrenalina que física y emocionalmente hacen que nos sintamos mal.

Sin embargo, podemos aprender a controlar nuestra mente y dirigir nuestros pensamientos de manera positiva.

Anteriormente conocimos sobre *Manas*, la mente que envuelve a todo el cuerpo y sobre las energías del cuerpo y del medio ambiente que son Vata, Pitta y Kapha.

En este capítulo entenderemos un poco más las diferentes energías de la mente o mejor dicho los estados de la mente.

Estas igual se dividen en 3: *Rajas, Tamas y Sattva.*

A la energía *Rajásica o raja*s la vamos a conocer como una energía de acción, movimiento y dinamismo constante.

Se podría asemejar a la energía de *Pitta*, esa energía de fuego.

Cuando nuestra mente está experimentando un estado *Rajásico* todo nuestro cuerpo está alterado, ansioso, no podemos dormir por la misma actividad de la mente.

Si pusiéramos una ciudad como ejemplo, podríamos imaginarnos es Manhattan o el centro de cualquier gran ciudad.

Donde hay mucho ruido, tráfico, gente llegando tarde a los lugares o paseando en constante movimiento, luces espectaculares, contaminación de todo tipo.

En la comida podríamos encontrar un alimento *rajásico* en la comida muy picosa, muy condimentada o sabores astringentes.

La energía *Tamásica o Tamas* la vamos a conocer como una energía de pesadez, quietud, letargo, tristeza o añoranza.

Se podría asemejar a la energía de *Kapha*, la energía de tierra y agua.

Cuando nuestra mente está experimentando un estado *Tamásico* todo nuestro cuerpo está experimentando una sensación de tristeza y depresión.

Llegamos a dormir demasiado, existe tanta pesadez en nuestro cuerpo que la persona está apática y sin ganas de hacer nada.

Inclusive ni siquiera quiere tener una buena higiene personal.

Si pusiéramos un lugar de ejemplo sería una oficina o un cuarto lleno de cosas, de papeles, adornos, hay tanto que está polvoso y sucio.

En la comida podríamos encontrar un alimento *Tamásico* en los recalentados, las harinas y los azúcares.

El consumo de algunas drogas como el cigarrillo, la marihuana, lleva a una persona a estado *Tamásico*.

La energía *Sattvica* es la energía del equilibrio entre *Rajas y Tamas*.

Es la energía de la quietud, calma, tranquilidad, equilibrio, ecuanimidad, paz de la tranquilidad.

Se podría asemejar a la energía de Vata cuando está en balance.

La vida es un vaivén entre la exploción de *Rajas* y el letargo de *Tamas*.

Está en cada uno de nosotros encontrar ese equilibrio justo para poder vivir en estado *Sátvico* el mayor tiempo posible.

Claro que se necesita un poco de *Rajas* en nuestra mente para comenzar cada día de nuestra vida o para poder iniciar algún proyecto.

De igual forma es necesario tener algo de energía *Tamásica* en nuestra mente para poder descansar durante la noche, para tomar decisiones tranquilas sin necesidad de un arrebato, sin nisiquiera saber despues por que hacemos las cosas.

Un alimento *Sátvico* vendría siendo toda la fruta y la verdura que fueron nutridas por los rayos del sol, la lluvia y el viento, la tierra fértil donde crecen también provee nutrientes a las distintas frutas o verduras.

La mayoría de las personas damos por hecho que un vegetal o una fruta se alimentan de eso para su buen crecimiento.

De igual forma nosotros nos alimentamos de los nutrientes que recibe cada uno de ellos.

Si pusiéramos un lugar de ejemplo, sería una playa virgen, sin personas o muy pocas, pero lo que uno puede apreciar más es la vegetación, los animales del lugar, los ruidos mismos de la naturaleza.

Un bosque también es un buen ejemplo donde se siente la humedad del ambiente por el fresco de los árboles.

-CAPÍTULO 5-

Dinacharya

-CAPÍTULO 5-

Dinacharya

Dinacharya quiere decir, la rutina diaria, lo que hacemos desde que nos levantamos, hasta que nos vamos a dormir, estas son normas que pone el yoga, siendo una de las disciplinas hermanas de la *Ayurveda*.

El *Dinacharya* se rige por el ritmo circadiano, son cambios físicos, mentales y conductuales que siguen un ciclo de 24 horas. Del día y la noche.

Estos procesos naturales responden principalmente a la luz y oscuridad y afectan a la mayoría de los seres vivos, incluyendo animales y plantas.

Cada hora tiene su propia energía y sus propios horarios, un ejemplo está el mar, siendo uno, pero el mar es agua, gracias al sol, esta agua se evapora y va al cielo formando nubes que después se convierte en lluvia.

Ahí hay armonía en todo esto, de la misma forma pasa con nosotros cuando estamos en armonía.

De lo contrario comenzamos con ansiedad, insomnio entre otros padecimientos.

La *Ayurveda* considera que cada hora del día corresponde a una energía distinta.

De las 02:00am a las 06:00am es la hra de *Vata*.

Vata es movimiento.

Por ser un momento de mucho aire energéticamente hablando es un excelente momento para dormir y para meditar antes de que salga el sol, ya que el en este momento nuestra mente se podría tranquilizar bastante antes de iniciar el día con las actividades rutinarias.

De las 06:00am a las 10:00am es la hora de *Kapha*.

Kapha es estabilidad, es un buen momento para meterse a bañar y preparar el día.

De las 10:00am a las 14:00 horas es la hora de *Pitta*.

Recordemos que *Pitta* es acción, dinamismo.

A esta hora es recomendable hacer trabajo duro, intenso incluso en *Ayurveda* se recomienda que la comida más pesada del día sea a las 12 del mediodía ya que a esa hora el sol está a su máximo.

Es una hora de mucho fuego, es considerado la hora de transformación.

El fuego digestivo lo tenemos bastante elevado y listo para transformar cualquier cosa que comamos y de esa manera podamos digerir mejor el alimento.

Así sucesivamente se repiten las energías en los horarios.

- De las 14:00 horas a las 18:00 hrs es la hora de *Vata*.
- De las 18:00 hrs a las 22:00 horas es la hora de *Kapha*.
- De las 22:00 hrs a las 2:00am es de *Pitta*.

Un ejemplo es si estas ansioso a las 06:00am o antes de despertarte puede ser que estés haciendo algo que ayude a que aumente el aire que está en ti, o en a la hora de *Pitta* te sientes ansioso, puede ser que el fuego que está en ti este elevado por consecuencia a alguna actividad o alimento que y no lo estés dirigiendo de la forma como debería de ser.

Si te sientes con pesadez y letargo en el horario de *Kapha*, seguramente es por que estas haciendo algo que ocasiona este desequilibrio.

Recuerda que estas 3 energías están dentro de nosotros.

Sin importar tu constitución si haces más de lo mismo de la energía que predomina afuera de ti, lo más probable es que tengas algún desequilibrio en tu cuerpo y en tu sistema.

Por ejemplo, si el elemento *Vata* que es aire, movimiento está ansioso a las 06:00am o antes, puede ser que estés haciendo algo que ayude a que se eleve el aire que está en ti.

Si en tu constitución predomina el fuego (*Pitta*) y a la hora de Pitta te sientes agresivo y ansioso, puede ser que el fuego interno que tienes no lo estés dirigiendo de la forma como debería de ser.

Si te sientes con pesadez y letargo en el horario de *Kapha*, seguramente estás haciendo algo que provoca este desequilibrio.

Recuerda que tenemos las 3 energías dentro de nosotros.

Por ejemplo si tu constitución es *Vata* pero estas sintiendo mucho letargo para arrancar el día, estas haciendo algo que aumente el desequilibrio en *Kapha* o si tu constitución es de *Pitta* y te estás despertando en la madrugada, ansioso muy

     Laura Fernández del Castillo

probablemente estés teniendo un desequilibrio en el aire de *vata* observa.

Observa bien qué es lo que pasa en ti y ve cómo las energías del exterior tienen un impacto dentro de ti.

En la acupuntura, la segunda medicina más antigua del mundo consideran que cada órgano tiene su propia energía y esta energía, horario y emoción, fluye de una forma armoniosa dentro de nosotros.

Pero cuando te despiertas a las 02:00am - 03:00am lo mas seguro es que durante el día o varios días has tenido un estilo de vida que influye a tus emociones, reflejándose en ira, coraje, tristeza y eso conlleva a que las energías tanto del hígado como la del pulmón están saturadas.

El esfuerzo del trabajo de cada órgano como defensa del cuerpo te despierta.

De esa forma el cuerpo es sabio y constantemente nos manda señales para que nos demos cuenta de que estamos haciendo algo o comiendo algo en nuestra vida que está provocando a que nos despertemos durante la madrugada o nos cueste trabajo dormir o al despertar sentimos pesadez en el cuerpo, en especial en las piernas.

Inclusive ciertas dolencias que muchas veces creemos es por la edad.

Si sabemos identificar el por qué o por donde es lo que ocasiona esos síntomas, podríamos llegar a tener una vida más plena y feliz.

A continuación pondré una lista del horario según la medicina china.

De 01:00am a 3:00am es la hra del hígado / ira.

A esa hora deberíamos de estar durmiendo, descansando para que justamente el hígado limpie la sangre del cuerpo.

Es durante este periodo de tiempo cuando el cuerpo comienza a prepararse para que el *Chi* o *Prana* del cuerpo (energía vital) se mueva hacia afuera del cuerpo nuevamente.

Es una hora para descansar.

De 03:00am a 05:00am (Tristeza).

En la medicina china es la energía del pulmón. Se cree que es un momento ideal para meditar, contemplar y hacer yoga suave

De 05:00am a 07:00am IG.

Es la hora de la eliminación del desecho del intestino grueso.

De 07:00am a 11:00am (Estómago/Bazo).

Está a cargo de recibir alimentos y bebidas antes de que se fermenten.

En este tiempo se cree que el bazo impulsa el *Chi* o *Prana* hacia arriba

De 11:00am a 13hrs corazón (momento de paz y alegría).

De 13hrs a 15hrs ID.

De 15hrs a 19hrs vejiga y riñón. Tristeza.

Juntos sacan mejor los materiales de desecho dentro del cuerpo.

De 19hrs a 21hrs MC. (energias sutiles)

De 21hrs a 23hrs TR. (energías sutiles)

Te invito a que observes y veas qué actividades estás haciendo que no ayudan a que puedas vivir con plenitud

Es por eso que la *Ayurveda* y la acupuntura promueven que nos anclemos al horario circadiano para poder vivir, fluyendo correctamente con los ciclos naturales del día a día y de esa forma a pesar de los altibajos podamos llegar a tener mejor calidad de vida.

Incorporar el ciclo circadiano que dice la *Ayurveda* al *Dinacharya* para lograr mejor los objetivos deseados.

Te dejo una lista de actividades que puedes hacer todos los días de tu vida y te garantizo que vas a sentirte mucho mejor:

Despertar a las 05:00am salirte de la cama, estirarse.

Hacer buches con aceite de coco o ghee para humectar las articulaciones de tu boca, las encías y los dientes te lo van a agradecer.

Cuando ese aceite o ghee comience a hacerse líquido dentro de tu boca debes escupirlo para después enjuagar con agua tibia.

Con un raspador de lenguas, limpiar las toxinas acumuladas durante la noche.

Al limpiar la lengua con un limpiador de lengua vas a estar mandando la señal a tu estómago de que pronto llegará alimento y de esta forma tendrás mejor digestión.

Lavarte los dientes como acostumbran.

Nasia, limpiarte la nariz con un neti pot, a esta le vas a poner agua tibia y una pizca de sal.

Te la pones en la fosa nasal que tengas ligeramente más tapada, inclinas ligeramente tu cabeza y dejas que el agua circule por la fosa nasal contraria, te suenas y haces el mismo procedimiento en la fosa nasal contraria.

 Laura Fernández del Castillo

Te metes a bañar y listo para arrancar el día.

Si quieres bajar de peso y quieres aumentar la cetosis es recomendable tomar un poco de agua con poco de limón y después hacer ejercicio.

Si tienes problemas de hipoglucemia o te sientes mal y te mareas, tomar agua tibia con limón con un poco de miel, hacer ejercicio y después desayunar obvio no carbohidratos.

Necesitas 6 semanas para poder hacer un setting adecuado y puedas ver los beneficios en tu cuerpo.

El ayuno intermitente no es bueno ni recomendable para todos.

Por ejemplo no es bueno para embarazadas ni para niños abajo de 14 años.

Tampoco para personas muy delgadas con frío ni para personas que sufren de ansiedad y miedo, ya que el ayuno provoca frío en el cuerpo y esto puede generar angustia en el cuerpo.

El ayuno tiene un efecto muy grande en el sistema nervioso y en el sistema inmunológico y es por eso que sí es necesario hacer ayuno en nuestra vida pero hay que saber cuando y cuántas horas ya que de lo contrario podríamos hacernos más mal que bien.

Ees por eso que no todo lo que está de moda es recomendable para todos.

Es muy importante siempre buscar a un profesional de salud antes de querer hacer algún tipo de dieta o ayuno solo porque está de moda.

A media tarde por ahí de las 06:00pm si tu trabajo te lo permite te recomendamos que comiences a bajar tu actividad, que salgas a caminar, cenes antes de que se meta el sol y te acuestes para dormir 3 horas después de tu último alimento.

Si eres de las personas que les cuesta trabajo dormir te recomiendo tomes un poco de leche con un poco de nuez moscada y media cucharadita de miel de abeja.

También es recomendable leer una novela tranquila, un poco de conocimiento o meditar antes de dormir.

El celular debe de apagarse ya que a media noche cuando duermes la luz blanca que genera al recibir un mensaje tu glándula hipófisis alcanza a detectarla y eso no va a permitir descanses como deberías y al ser estimulada esta tu intuición bajaría bastante.

Ya que la intuición se ve afectada cuando no dormimos lo suficiente.

-CAPÍTULO 6-

Alimenta correctamente los 5 sentidos

Alimenta correctamente los 5 sentidos

Alimentar correctamente los 5 sentidos durante el día

Con La fórmula del *POMASH*.

Esta fórmula se llama de esta manera por sus siglas.

Prana (respiración), Ojos, Masaje, Alimentación, Meditar, Sonido,

Hábitos

Prana quiere decir energía vital del cuerpo.

Es importantísimo elevar el Prana de nuestro cuerpo para poder vivir bien.

Los 5 sentidos constantemente los tenemos afuera de nosotros, al alimentarlos correctamente vamos a aumentar la energía de cada uno de los sentidos y de esa manera difícilmente nos estaremos enfermarmando.

El sentido de la vista

Podrías pensar que comer zanahorias por la vitamina "A", obvio y claro que eso ayuda pero el uso excesivo de pantallas electrónicas no solamente bajan la visibilidad sino que alteran nuestro sistema nervioso central y por eso muchas veces no podemos dormir o descansar durante la noche.

Nuestra intuicion disminuye y comenzamos a sentirnos temerosos y angustiados.

El sentido del tacto

Se alimenta correctamente por medio de un rico masaje en el cuerpo ya que es considerado el órgano más

 Laura Fernández del Castillo

grande que tenemos y este absorbe todo lo que le pongamos incluso podremos ver diferentes enfermedades del cuerpo con solamente observar el tono de la piel o ciertas manchas en la misma.

Al ser un órgano que absorbe y penetra cualquier cosa es recomendable dar masaje con algún aceite *Ayurvédico*, de preferencia de sésamo medicado para que de esta manera lubriquemos no solamente la piel sin que esta lubricación llegue a los diferentes órganos del cuerpo.

Al darnos un buen masaje en el cuerpo vamos a estar no solo estimulando nuestra piel sino que también vamos a ayudar a que la fascia del cuerpo se active.

La fascia del cuerpo envuelve toda la estructura de nuestro cuerpo y esta se puede tensionar y generar dolor local, al dar un masaje *Abhyanga* que es el masaje con aceite es muy beneficioso para la salud.

Cuidando que si la persona tiene exceso del elemento *Kapha* es decir, está pasada de peso, es recomendable que mejor se de un masaje seco y para una persona que estuviera teniendo una desequilibrio en el *Dosha* de *Pitta*, es decir exceso de fuego esta persona es más recomendable que se dé un masaje con aceite de coco medicado.

El sentido del gusto

Es la alimentación consciente que ya mencioné en el capítulo 3, comer las cantidades correctas y necesarias van ayudar al buen funcionamiento de la digestión.

En la boca todos sabemos que esta lengua es el único músculo que no tiene hueso es por eso que al no tener hueso se puede mover para todas partes y si no tenemos cuidado de esto podríamos hablar más de lo normal o comer más de lo necesario y terminar indigestos, haciendo de nuestro cuerpo un verdadero basurero o en su defecto comer menos de lo que deberíamos y eso también genera complicaciones digestivas.

Es por eso que el hacer ayuno es recomendable para todas las personas pero el pasar demasiadas horas sin comer con el famoso "ayuno intermitente" que está de moda, lejos de ayudar a una persona *Vata* con exceso de aire y frío, estaremos provocando un desequilibrio mayor en ella.

En el sentido del oído

Muchas veces hasta se nos olvida que lo tenemos y no hacemos nada para cuidarlo, sabias que si escuchas rock pesado cuando estás experimentando ansiedad puede ayudar a bajar esos niveles de ansiedad pero al poco rato la ansiedad te va a elevar y no podrás dormir o descansar durante la noche y comenzaras a creer que tu insomnio es por algún problema que estás enfrentando.

De igual manera si escuchas cualquier música de esas románticas que en su mayoría son canciones desgarradoras de traiciones amorosas, tu *Prana* (energía vital) se verá afectada y tu después de un rato comenzarás a sentir cansancio sin razón alguna.

Es por eso se recomienda escuchar música *Zen* para cuando estamos preparando nuestro cuerpo para dormir ya que si hacemos eso vamos a ir llevando el cuerpo a que se relaje y en nuestra mente habrá serenidad y podremos descansar mejor durante la noche.

Es recomendable meditar 20 minutos 3 veces al día, en la mañana al despertar, a mediodía después de comer y antes de dormir.

De esta manera los problemas que nos invadan durante el dia no nos afecten tanto y con la práctica veras que ni cuenta te lo presente que estarás, comenzaras a vivir en el aquí y ahora constante.

Todos sabemos que un hábito se logra después de 21 días de hacer siempre lo mismo, lo que he descubierto es que muchas personas llegan al día 22 o 24 y tropiezan, se sienten culpables o defraudados con ellos mismos por no seguir con esos hábitos.

Lo que yo les sugiero a mis pacientes cuando van a consulta es que cada día lo vean como el primer día de los 21 días y se vayan un día a la vez y de esa forma si en el día 15 o en el dia 28 tropiezan no estarían cargando con ninguna culpa ni remordimiento, ya que las emociones son las que muchas veces provocan que vayamos en retroceso en lugar de seguir avanzando.

La vida hay una y hay que saber disfrutarla, cuidando nuestro cuerpo y no hacer de él un verdadero basurero de emociones, pensamientos y alimentos.

     Laura Fernández del Castillo

CONCLUSIONES FINALES

Al escribir este libro me di cuenta de lo grandiosos que somos todos como seres humanos.

La mayoria de las veces damos por hecho tantas cosas que nos pasan en la vida, creyendo que ciertas dolencias son provocadas por la edad o circunstancias normales que llegaron para quedarse. Dejando a un lado nuestro saber de lo semejantes que somos con toda la creacion.

En este libro descubri que entre más te conoces, te adentras a ti, más vas descubriendo que los estados de la mente no son lo que te pasa en este momento.

Si modificas ciertos hábitos en tu vida, tu vida cambia.

Yo Laura en lo personal puse en práctica todo lo que iba escribiendo en el libro y al ver que en ocaciones mi cuerpo amanecía rigido, inflamado y con dolor, comence a soltar lo que no era mío, a alimentar correctamente mis 5 sentidos y día a día el dolor del cuerpo fue desapareciendo.

Espero de corazón que todo lector pueda llegar a tener mejor calidad de vida, sin importar sea cual dea el desequilibrio fisico u emocional por el que estes atravesando.